NOTICE

SUR

L'EAU MINÉRALE NATURELLE

IODOBROMURÉE CALCAIRE

DE SAXON EN VALAIS (SUISSE);

PAR

LE Dr E. AVIOLAT,

Ancien interne des Hôpitaux de Paris, membre honoraire de la Société
médicale d'observation.

CLERMONT (Oise),

Imprimerie de CHARLES HUET, rue de Condé, 72.

—

1861.

NOTICE

SUR

L'EAU MINÉRALE NATURELLE

DE SAXON EN VALAIS (SUISSE).

Clermont (Oise). — Imprimerie de Charles HUET.

NOTICE

L'EAU MINÉRALE NATURELLE

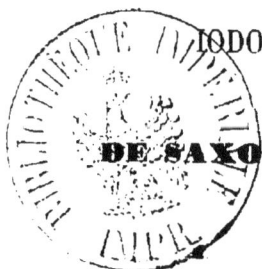

IODOBROMURÉE CALCAIRE

DE SAXON EN VALAIS (SUISSE);

LE Dr E. AVIOLAT,

Ancien interne des Hôpitaux de Paris, membre honoraire de la Société
médicale d'observation.

Mon dessein, en écrivant cette courte notice, est seulement d'attirer l'attention du monde médical sur une eau minérale appelée, j'en suis convaincu, à rendre d'immenses services à la thérapeutique, et fort peu connue encore, malgré les travaux dont elle a été l'objet de la part de quelques chimistes distingués, notamment ceux de M. O. Henry, de Paris. N'ayant encore passé qu'une saison à Saxon, comme médecin de l'établissement, je déclare hautement que je n'ai pas la prétention d'avoir eu le temps convenable pour étudier tous les effets physiologiques et thérapeutiques de cette eau, ni par conséquent celle d'en présenter ici le tableau ; je n'essaierai pas même de donner un compte-rendu des maladies que j'ai soignées cette année, car, débutant dans un genre tout spécial de pratique, je n'ai pas pu observer mes malades avec le même fruit que si j'eusse déjà connu l'action de l'agent thérapeutique que je devais employer. D'un autre côté, les affections qu'on y rencontre sont des maladies essentiellement chroniques, sur lesquelles les effets d'une cure ne sont pas toujours immédiatement appréciables, ne se manifestent souvent que quelques mois après la station faite à l'établissement thermal, et qui exigent même fréquemment qu'on y revienne plusieurs années de suite ; or, dans ce moment, je suis naturellement privé de tous ces renseignements, puisque la saison que j'ai passée à Saxon vient à peine de finir. Il y aura certainement un travail très-original et très-intéressant à faire sur les effets d'une source nouvelle, tout à fait à part par sa composition, qui n'a d'analogie avec aucune autre eau minérale, et qui crée une classe nouvelle dans le cadre déjà si complexe des eaux thermales, celle des eaux essentiellement et exclusivement iodobromurées. Ce travail, je l'entreprendrai avec plaisir, mais je veux avoir le temps de recueillir des matériaux suffisants pour faire, si possible, un ouvrage de quelque valeur, digne de fixer l'attention des médecins, et capable d'établir la réputation d'un établissement naissant ; je ne puis songer à le commencer avant quelques années d'observation. Si donc je prends la plume aujourd'hui, ce n'est pas que je sois poussé par cette envie irrésistible d'écrire, qui s'empare, dit-on, des médecins des stations thermales, plus particulièrement encore que des autres, et qui donne naissance chaque année à de nombreuses publications, dont plusieurs restent complétement ignorées ; j'y suis porté par un autre mobile. Je me suis aperçu que l'eau de Saxon est encore à peine connue de quelques rares praticiens, bien qu'un chimiste aussi honorable qu'éminent, M. O. Henry, ait depuis plusieurs années fait tous ses efforts pour attirer sur elle l'attention du monde savant. Il y a plus, on a même élevé des doutes sur la composition de cette eau, et sur la présence de l'iode parmi ses éléments. Je me propose donc uniquement d'attirer l'attention de mes confrères sur un établissement qui peut offrir au praticien de précieuses ressources dans bien des cas ; je présenterai un résumé très-bref des remarquables travaux de M. O. Henry, et dirai quelques mots seulement des effets de cette eau, et des principales affections au traitement desquelles elle peut être appliquée avec avantage.

La source de Saxon est exploitée depuis une vingtaine d'années environ ; l'établissement, primitivement très-incomplet, a été peu à peu augmenté et amélioré, et présente aujourd'hui toutes les ressources nécessaires pour les divers traitements qu'on met en usage aux stations thermales. Ces bains sont situés en Suisse, dans le canton du Valais, à deux lieues au delà de Martigny, près du village de Saxon. C'est une situation très-pittoresque, qui permet de faire des promenades dans les montagnes voisines et des courses à plusieurs endroits, qui sont annuellement visités par un très-grand nombre de touristes. On se rend en effet très-facilement de là au Saint-Bernard, au Simplon, aux célèbres gorges du Trient, à Chambéry, à Chamounix, dans la vallée d'Illiers, qui est si pittoresque, au sommet du pic de Pierre-à-voir qui domine l'établissement, et d'où l'on jouit d'une vue magnifique, au Mont-Rose, au Mont-Blanc, enfin dans l'Oberland bernois et à Interlaken, en traversant la Gemmi. Les voyageurs y arrivent très-facilement ; de nombreuses lignes de chemins de fer les amènent à Genève ; là ils prennent les bateaux à vapeur qui vont au Bouveret, où commence le chemin de fer de la ligne d'Italie, qui les dépose à la porte des bains ; on peut aussi aller directement de Genève à Saxon par la ligne de l'Ouest-Suisse, qui traverse le canton de Vaud, en longeant le lac Léman. En partant de Paris, par exemple, le voyage s'effectue en moins de vingt-quatre heures. Après cet exposé sommaire des plaisirs que ce séjour peut offrir au touriste, j'aborde l'étude de l'eau minérale, et me bornerai à tracer ici une analyse des travaux de M. Henry, qui a bien voulu, à trois reprises, venir étudier sur place l'eau de cette source.

La source sourd par deux griphons au fond d'un bassin de deux mètres carrés et d'une profondeur de plus de cinq mètres ; ce bassin est entouré d'un petit pavillon carré. Une pompe permet de puiser au fond du bassin l'eau destinée à la buvette ou à l'exportation ; des conduits en bois la distribuent à l'établissement thermal, qui en est très-rapproché, pour le service des bains et des douches. La source offrait primitivement un débit évalué à 500,000 litres par vingt-quatre heures, mais depuis 1857, par suite de deux crevasses qui se sont formées dans le bassin, probablement par l'effet de tremblements de terre, le débit n'est plus que de 300,000 litres. En tout cas, il est bien supérieur à la quantité d'eau nécessaire pour le service actuel des bains, et l'excédant s'écoule continuellement dans le Rhône. L'eau a une température de 24 à 25 degrés centigrades ; elle est limpide, et cette limpidité change très-peu à l'air, mais disparaît lorsqu'elle est soumise à l'ébullition ; elle se trouble alors sensiblement. Elle supporte facilement le transport, et n'éprouve aucune altération, même après avoir été longtemps renfermée dans des bouteilles ; toutefois, dans ce cas, il se dégage une faible portion d'iode, qui est mis en liberté, et qui lui donne l'odeur et la saveur de ce métalloïde ; il suffit alors d'y ajouter un peu d'amidon pour avoir la coloration bleue. Elle n'éprouve non plus aucune altération quand on élève sa température au degré où on le fait pour l'administration des bains ou douches. Sa saveur est fade, presque nulle, laissant cependant quelquefois un arrière-goût salé peu appréciable. Son odeur est ordinairement nulle, mais, dans certains cas, légèrement sulfureuse, ou safranée, et même franchement iodée. M. Ossian Henry, à la suite d'expériences très-précises, dont on peut lire la description dans le *Journal de Pharmacie et Chimie* (1856. т. xxıx), a constaté dans cette eau la présence de deux éléments minéralisateurs principaux, l'iode et le brome, à l'état de iodures et bromures alcalins.

Voici du reste le tableau qui donne le résultat complet de ses analyses :

| Principes volatils. | Acide carbonique libre . . . . traces légères. |
| | Acide sulfhydrique libre ou combiné. sensible mais inapprécié. |

Grammes.

Bicarbonates. .	de chaux.	0,3200 } 0,3490		
	de magnésie	0,0290		
Iodures	de calcium . . .	 0,1100	Iode.	0,0937
	de magnésium.			
Bromures. . . .	de calcium. . .	 0,0410	Brome.	6,0324
	de magnésium.			
Chlorure de sodium	0,0190			
Sulfates suppo- sés anhydres.	de chaux.	0,0200		
	de magnésie.	0,2900		
	de soude.	0,0610		
Sel de potasse	0,0040			
Acide silicique Alumine. . . .	 0,0500			
Phosphate terreux	traces sensibles.			
Principe arsenical	indiqué et sensible.			
Sel ammoniacal.	indiqué.			
Sesquioxyde de fer.	0,0040.			
Manganèse	traces.			
Matière organique azotée (acide crénique sans doute).	très-sensible.			

Total. 0,9480

J'ajouterai, en empruntant les propres expressions de l'illustre chimiste dont je résume ici les travaux, *que quoique la plupart des éléments minéralisateurs signalés dans ce tableau soient doués de propriétés médicales incontestables, il faut avouer que c'est essentiellement aux iodures et bromures que l'on doit rapporter les vertus remarquables de cette eau. Ce sont ces principes qui, par suite de leur état de combinaison, et de la grande proportion où ils se trouvent pour une eau naturelle, spécialisent l'eau de Saxon. C'est cette proportion des composés iodés et bromés, comparée à celle des autres eaux minérales connues, qui permet de la considérer comme unique jusqu'à présent.*

L'eau de Saxon, dit encore M. Henry, *prendra un jour rang à côté des premières eaux naturelles du monde, et deviendra pour le pays valaisan une source certaine de prospérité.*

Il existe sans doute quelques eaux thermales qui ont l'avantage de posséder au nombre de leurs éléments ces deux agents thérapeutiques si précieux ; celles de Kreutznach, en Allemagne, de Wildeg, en Argovie, de Challes, en Savoie, sont dans ce cas. Mais lorsqu'on compare leur composition à celle de Saxon, on constate facilement une immense différence. Les eaux de Kreutznach sont essentiellement chlorurées sodiques, et ne renferment que des traces à peine appréciables d'iode et de brome ; on est obligé d'y ajouter artificiellement l'eau-mère des salines, et cette eau-mère elle-même ne possède pas des proportions d'iodures et bromures aussi élevées. Il en résulte que, même dans ce dernier cas, on a une eau très-fortement chlorurée, mais faiblement iodurée. La même observation s'applique à l'eau de Wildeg, où d'ailleurs le traitement par les eaux-mères n'est pas institué ; quant à l'eau de Challes, elle ne renferme que des traces d'iode. Il résulte de ce rapide aperçu, que Saxon constitue bien une eau tout à fait à part, un genre nouveau dans le cadre des eaux thermales, celui des eaux uniquement et richement iodurées et bromurées. Il suffit de comparer les analyses qui ont été publiées sur les diverses stations que je viens d'indiquer, analyses qu'on trouvera dans l'excellent ouvrage de M. Durand-Fardel et dans celui de M. Rotureau, pour se convaincre de cette vérité.

L'observation clinique confirme du reste parfaitement les résultats de l'analyse chimique ; il n'en est pas de Saxon comme de certaines eaux thermales, où l'on obtient des résultats puissants, mais que n'expliquent pas du tout les éléments démontrés par l'analyse. Ici, au contraire, presque tous les effets obtenus sont la conséquence naturelle de l'agent pharmaceutique précieux que cette eau renferme, et en étudiant dans un ouvrage de thérapeutique les effets de l'iode, les affections diverses au traitement desquelles il doit être appliqué, on a le tableau des effets de l'eau de Saxon et des maladies dont elle pourra procurer la guérison. Ce rapport est même si frappant, qu'on a été conduit à soupçonner la présence de l'iode dans l'eau par suite des résultats thérapeutiques qui avaient été constatés, avant que

les savants n'eussent songé à le chercher, et que la clinique a
servi ici de guide à l'analyse chimique. Ce fait est très-impor-
tant, et j'y insiste à dessein. En effet, la première analyse qui
fut publiée sur l'eau de Saxon, par un chimiste suisse, ne signa-
lait, au nombre de ses éléments constituants, que les divers
principes exposés dans le tableau ci-dessus, à l'exception des
bromures et iodures, et accusait en outre la présence de la glai-
rine. Mais en comparant cette analyse aux effets si puissants,
quelquefois si merveilleux, de cette eau, on ne parvenait à
expliquer ses propriétés par aucun des éléments qui y avaient
été signalés. On fut donc conduit à douter de la valeur de ce
travail ; on remarqua d'ailleurs que cette eau convenait essentiellement dans toutes les affections auxquelles s'applique la
médication iodée, qu'elle donnait dans ces cas des résultats
puissants, et l'on chercha activement la présence de l'iode, qu'on
put enfin découvrir après d'assez longues recherches.

On sait suffisamment, et de nombreux exemples sont là pour
le prouver, que lorsqu'une découverte est annoncée au monde
scientifique, elle rencontre souvent des incrédules, quelquefois
même des personnes qui ne veulent pas se laisser convaincre ;
tel a été le sort de l'eau de Saxon. Lorsque les savants qui ont
constaté les premiers sa composition si remarquable, ont publié
les résultats de leurs travaux, bien des personnes se refusèrent
à admettre l'existence d'une eau naturelle iodurée, probablement parce qu'il n'y en avait pas d'analogue qui fût connue, et
je dois avouer que ce doute existe même encore aujourd'hui
chez un grand nombre de chimistes et de médecins. Ce n'est
pas encore cette incertitude qui fait le plus de tort à cet établissement, mais surtout l'oubli où il est tombé ; j'ai pu m'assurer en effet que presque tous les praticiens que j'ai l'honneur
de connaître à Paris, parmi lesquels plusieurs occupent un
rang distingué dans la science, et sont médecins des hôpitaux,
ignoraient, il y a peu de temps, entièrement son existence. Il
est difficile de s'expliquer un résultat pareil, après les travaux
importants dont cette eau a été l'objet, de la part d'un homme

dont le nom fait à juste titre autorité pour tout ce qui concerne les eaux minérales, M. O. Henry, qui a exposé les résultats de ses recherches à l'Académie et à la Société d'hydrologie. Je ne me flatte pas d'être plus puissant à cet égard que l'homme distingué que je viens de citer; j'essaierai cependant encore de faire connaître aux praticiens une eau qui a le mérite d'être rare, unique même dans son espèce, et très-puissante dans ses effets.

On a, comme je l'ai dit, mis en doute la présence de l'iode dans l'eau de Saxon; aujourd'hui, il est vrai, cette question n'est presque plus discutée, surtout en Suisse, et l'existence de cet élément y est admise par tous ceux qui se sont donné la peine d'étudier ce point important. Il y a cependant encore quelques rares savants qui se refusent à l'admettre; je puis dire, avec conviction, que leur opinion est le résultat d'une erreur ou d'une investigation incomplète; car je ne parle pas de l'un des opposants, chimiste suisse, qui discute cette question avec une mauvaise foi évidente, et qui, parce qu'il n'a pas su trouver l'iode quand il a été chargé de faire le premier l'analyse de cette eau, se refuse obstinément à en admettre l'existence. C'est le même savant, qui, plus tard, obligé par l'évidence des faits d'abandonner l'opinion qu'il soutenait, a, pour ne pas s'avouer vaincu, soutenu sans aucune preuve l'intermittence absolue de cet élément, qui, selon lui, ne se rencontrerait que dans certains cas et n'existerait pas dans d'autres. Quand un homme apporte dans les discussions scientifiques des dispositions pareilles, quand il avance des faits que rien ne justifie, on ne lui répond pas, on dédaigne de le suivre sur un pareil terrain, car l'avenir se chargera d'en faire justice.

Je ne suis que médecin, et n'ai par conséquent aucune autorité comme chimiste; je n'essaierai donc pas de résoudre cette question. Mais j'invoquerai à l'appui de l'opinion que je défends les travaux de M. O. Henry. C'est, je pense, l'analyse donnée par cet auteur qui a été reproduite dans l'ouvrage de M. Durand-Fardel. Je nommerai encore MM. Kramer, Sonnenschein et

Poselger, de Berlin ; le Dr Heidepriem, de Berlin ; Rivier et Fellenberg, Brauns, qui tous ont publié leurs analyses et constaté la présence de l'iode ; j'ajouterai encore à cette liste M. Abbene, professeur de chimie à Turin. Je puis dire, pour ma part, avoir bien souvent recherché ce métalloïde dans cette eau, par le procédé si simple de l'amidon et de l'acide nitrique ; ces expériences ont été faites en présence de tous les baigneurs, qui les demandaient avec curiosité, ainsi que devant tous les chimistes ou médecins qui nous ont honorés de leur visite. J'ai pu constater que le plus souvent la réaction était immédiate, et que l'eau prenait sur-le-champ une coloration presque toujours bleu-indigo; quelquefois cependant j'ai observé, comme l'a déjà signalé M. Henry, que la réaction n'avait pas lieu tout de suite ; je bouchais alors le tube avec soin, le laissais en repos, et la coloration bleue paraissait plus tard, dans un laps de temps qui variait de une à plusieurs heures. A la fin de la saison des bains, nous avons reçu la visite des principaux médecins de Lausanne, accompagnés de M. Bischoff, professeur de chimie dans cette ville, qui a fait lui-même ces expériences avec un succès complet. Cette absence de réaction immédiate dans certains cas, lorsqu'on se borne à rechercher l'iode par l'acide nitrique et l'amidon, peut très-bien expliquer les résultats négatifs obtenus par quelques chimistes. J'ajouterai que non-seulement la coloration bleue paraît toujours au bout d'un certain temps, mais qu'on trouve constamment l'iode par d'autres procédés d'analyse. Maintenant, il faut avouer, comme l'a déjà fait M. Henry, qu'on constate ici, ainsi que dans la plupart des eaux minérales, quelques variations dans la proportion de l'élément minéralisateur; mais il n'y a jamais intermittence absolue, comme on l'a prétendu sans preuves.

Pour terminer cette question, je dirai encore que tout près de la source on remarque une roche, qui s'étend au loin dans l'étendue de 2 kilomètres ; cette roche dolomitique est une cargneule jaunâtre, qui, lorsqu'on vient de la casser, et souvent longtemps encore après, exhale une odeur d'iode très-accusée.

Il en a aujourd'hui été expédié de nombreux échantillons dans les divers Musées et les collections des établissements scientifiques, et tous ceux qui viennent visiter l'établissement en emportent. La présence de cette roche est très-importante, et explique parfaitement comment l'eau se charge de ses principes iodurés en la lessivant ; on a remarqué en effet qu'après de fortes pluies, alors que le lessivage est plus complet, la proportion des iodures est plus forte. De plus, M. Henry en a retiré, par le lessivage, l'iode et le brome. Il a donc proposé, dans la notice qu'il a publiée sur Saxon, de la réduire en poudre très-fine, pour servir à la préparation de tablettes et pastilles, chocolats, poudres dentifrices, pommades, en un mot, pour les usages thérapeutiques les plus variés ; je dois ajouter qu'on a déjà expérimenté la poudre sur des enfants scrofuleux, à l'hôpital des enfants malades de Paris.

La question chimique a donc été jusqu'à aujourd'hui suffisamment étudiée par un assez grand nombre d'hommes très-honorablement connus dans la science, et résolue par eux en faveur de l'eau de Saxon, qu'ils ont tous proclamée unique par sa richesse en iode. La science hydrologique, comme je l'ai déjà dit, est encore peu avancée, et bien souvent l'analyse ne parvient pas à expliquer les effets puissants que procure l'emploi d'une source minérale, en sorte que c'est encore l'observation clinique qui juge en dernier ressort de la valeur de ces agents thérapeutiques. Sous ce rapport, il y a longtemps que l'expérience est faite, et l'on a déjà obtenu à Saxon des résultats qu'on peut appeler surprenants, dans le traitement de diverses maladies ; mais malheureusement ces résultats sont restés ignorés, et ont tout au plus été connus dans les contrées voisines de l'établissement. Cela tient à la négligence des propriétaires des bains, qui n'ont rien fait pour les faire connaître, et aussi, il faut l'avouer, à celle des nombreux médecins qui y ont successivement dirigé le service de santé, et qui n'ont fait paraître aucun travail capable de fixer l'attention du monde scientifique et de le convaincre de la valeur de cette source nouvelle. Le souvenir en a cependant été conservé dans les localités voisines, et c'est dans les conversations que j'ai eues avec les habitants de ces contrées, avec d'anciens malades, et surtout avec les médecins des environs, que j'ai pu me convaincre de la valeur d'un agent capable de produire de pareils effets. Je n'essaierai cependant pas de citer ces faits, qui malheureusement sont demeurés ensevelis dans l'oubli; ne les ayant pas observés, je ne pourrais le faire avec connaissance de cause ; je me bornerai à exposer très-succinctement le résultat des observations que j'ai pu faire pendant une saison.

Les effets physiologiques de cette eau sont semblables à ce que l'on observe en général, et n'ont rien de bien spécial. Je n'ai en effet que très-rarement pu observer des phénomènes d'iodisme ; cependant j'ai constaté quelquefois le coryza iodique, qui n'avait qu'une durée très-éphémère, mais récidivait facilement, et plus rarement une légère augine, qu'on devait attribuer à la même cause. L'appareil urinaire est celui sur lequel elle agit le plus constamment ; dès qu'on en fait usage, l'urine prend une teinte plus rouge, plus foncée, elle est sédimenteuse et exhale surtout une odeur très-forte, analogue à celle que lui communiquent les asperges. Cette eau a un effet diurétique très-marqué ; les mictions sont fréquentes, plus abondantes, et les besoins d'uriner plus impérieux. Les constitutions torpides la supportent en général très-facilement ; il n'en est pas toujours ainsi des tempéraments sanguins et nerveux, sur lesquels on observe les phénomènes d'excitation que produisent si souvent les eaux thermales ; mais je me hâte d'ajouter que je n'ai pas vu ces phénomènes être portés au point de devoir interrompre la cure, ni de produire des accidents ; ils exigent seulement de la prudence dans l'emploi du médicament. On observera donc, dans certains cas, de l'agitation la nuit, de l'excitation vasculaire et des transpirations plus faciles et plus abondantes, surtout après le bain, des vertiges et de la céphalalgie, beaucoup plus rarement des nausées qui surviennent le plus ordinairement, comme les deux symptômes précédents, dans le bain, et quelquefois enfin une fièvre thermale très-accusée, avec le cortége des symptômes de l'embarras gastrique. Cette fièvre, que j'ai rarement rencontrée, est survenue dans quelques cas au début ou dans le cours du traitement, mais plus souvent à la fin, et elle sert alors à indiquer, ainsi que quelques autres phénomènes, comme le dérangement des fonctions digestives et la grande lassitude, la saturation de l'économie et le besoin de terminer ou au moins de suspendre momentanément le traitement, dont le malade ne retirerait plus aucun bien. Son action sur la peau est très-puissante, et produit pendant les premiers jours un prurit très-accusé, puis souvent des éruptions diffuses, plus ou moins intenses, persistantes ou éphémères, mais, dans ce cas, reparaissant fréquemment, éruptions formées de grosses papules de prurigo, ou de petites papules agglomérées de lichen, qui causent une démangeaison très-vive; quelquefois, au lieu de papules ou avec elles, on rencontre des furoncles, des plaques érythémateuses. Jamais je n'ai vu cette poussée prendre une trop grande intensité, au point d'incommoder le malade, autrement que par les démangeaisons. L'appétit est habituellement très-sensiblement augmenté dès les premiers jours du traitement, et cet effet persiste, à moins que l'excitation produite par l'eau ne détermine la fièvre thermale, ou que le malade ne soit arrivé à l'époque de saturation. La digestion est ordinairement facile; je dois avouer néanmoins avoir rencontré quelques personnes dont les digestions étaient moins faciles, plus lentes, accompagnées de malaise et de pesanteur. Cet effet persista chez elles pendant toute la durée du traitement, bien qu'on eût diminué le nombre des verres qui leur étaient prescrits, et fini même par supprimer complétement l'eau en boisson. Ce phénomène constitue une rare exception; les malades digèrent en général très-facilement, et ceux dont les fonctions gastriques sont dans un état de langueur, les voient se réveiller et reprendre de l'énergie. Les fonctions de l'intestin sont très-diversement modifiées; plusieurs malades n'éprouvent aucun changement; chez d'autres on constate pendant toute la durée du traitement une constipation, qui, dans certains cas seulement, est assez accusée pour obliger d'avoir recours à des laxatifs. On rencontre aussi la diarrhée; celle-ci constitue un phénomène qui peut devenir inquiétant, et doit être observé avec soin ; elle est quelquefois précédée de constipation, et survient rarement au début du traitement, mais plus ordinairement pendant sa durée, et surtout à la fin, comme indice de la fatigue et de la saturation de l'économie. Cette diarrhée, si on la néglige, peut devenir rapidement abondante et inquiétante, et plonge très-vite les malades dans la prostration, mais avec des soins convenables on peut toujours en triompher ; il suffit que le médecin soit prévenu que c'est un accident qu'il doit toujours surveiller, pour le combattre dès qu'il se manifeste. On voit en général à Saxon les malades prendre de l'embonpoint, des forces, et augmenter de poids; ce dernier effet n'est pas constant cependant, et dépend de la manière dont le traitement a été dirigé, et du résultat qu'on a voulu obtenir, car dans quelques cas la diminution du poids est le but qu'on cherche à atteindre, au grand avantage du baigneur. Si assez souvent on les voit quitter les bains affaiblis, pouvant à peine faire une courte promenade, ayant perdu de leur poids, ces phénomènes ne sont que momentanés, et la conséquence de la fatigue thermale ; au bout d'un mois ou six semaines ces effets ont disparu, et les bons résultats de la cure deviennent appréciables. Enfin j'ajouterai, pour terminer, que ces eaux ont une action emménagogue évidente, et que souvent les règles paraissent de 4 à 8 ou 10 jours avant l'époque où on les attendait, et sont plus abondantes; cependant il n'y a jamais eu de perte qui ait nécessité mon intervention.

Pour me résumer, je dirai, et j'insiste à dessein sur ce point, car j'ai vu plusieurs médecins qui pensaient qu'une eau aussi richement iodurée devait être très-dangereuse, que, bien que je me sois servi cette année de cet agent sans avoir encore pu en étudier l'action, je n'ai eu aucun accident à déplorer, et qu'aucun de mes malades n'a été obligé de suspendre son traitement, qui a toujours pu être prolongé pendant le temps convenable. L'eau elle-même se digère très-facilement, et, vu son insipidité, se prend sans aucune difficulté. On a l'usage aux bains de la faire boire aux repas, mêlée au vin, et dans la journée toutes les fois que le malade a soif, à la place d'eau commune ; on en prescrit aussi le matin et le soir avant les repas. Je n'ai jamais eu l'occasion de rencontrer des phénomènes d'indigestion complète de l'eau minérale, bien que quelques baigneurs en fissent un véritable abus ; on notait seulement alors un dérangement des fonctions gastriques et du dévoiement.

Quelles sont maintenant les affections au traitement desquelles cette eau sera appliquée avec succès? J'invoquerai ici exclusivement les résultats acquis par l'expérience des années précédentes, et surtout de celle-ci. J'adopterai le plan qu'a suivi M. Durand-Fardel dans l'étude des eaux minérales, qui consiste à distinguer les indications les plus essentielles et de premier ordre, des indications secondaires et moins importantes. Les premières établissent seules la valeur de ces établissements, et leur donnent une importance générale et européenne, tandis que les secondes n'ont presque qu'un intérêt de localité, comme l'a très-bien fait ressortir l'auteur que je viens de citer. Je dirai donc que l'eau de Saxon présente au moins trois indications de premier ordre, qui la rendent digne d'être connue des praticiens de tous les pays ; elle est antiscrofuleuse, antisyphilitique et fondante ou résolutive.

Les propriétés antiscrofuleuses de cette eau sont surabondamment démontrées par l'usage qui en a été fait jusqu'à présent, et la mettent certainement à la tête de toutes les sources appliquées à ce genre de maladie ; on peut dire que les scrofuleux ont toujours fourni la grande majorité des malades qui sont venus y réclamer des soins, et qu'ils en ont toujours retiré de très-bons résultats. J'ai vu, pendant cette année, passer sous mes yeux toutes les formes de la scrofule, lésions des os et des articulations, ophthalmies, maladies de la peau, engorgements ganglionnaires, abcès sous-cutanés, et toujours le malade s'est trouvé amélioré au moins dans son état général, car on comprend que plusieurs de ces lésions sont trop graves et trop invétérées pour céder à un traitement de trois semaines ou un mois. Il y a longtemps déjà que les habitants de la contrée, qui connaissaient les propriétés de cette source, s'en servaient comme collyre dans le traitement des maladies des yeux, et je dois dire que cette méthode réussit bien, surtout pour les ophthalmies de nature scrofuleuse. J'ai pu observer chez une jeune fille, qui était atteinte de phthisie pulmonaire à son début, et en outre de nombreux et volumineux engorgements ganglionnaires au cou, à la face et dans le mésentère, une diminution remarquable de ces tumeurs. J'ai eu le bonheur de guérir radicalement des affections articulaires graves, l'une entre autres où le malade à son arrivée avait les os douloureux à la pression, l'articulation du genou tuméfiée, immobile, ce qui rendait la marche absolument impossible ; après la cure tous ces phénomènes morbides avaient disparu, et le malade marchait facilement, quoique boîtant encore un peu. Le cas le plus grave que j'aie eu à traiter, est celui d'un jeune homme qui, à la suite d'une fièvre typhoïde compliquée de pneumonie, fut pris d'une scrofule aiguë en quelque sorte, dont il n'existait aucun signe antérieur, caractérisée par de nombreux abcès, qui communiquaient avec des lésions des os et des articulations, et donnaient fréquemment issue à de nombreuses et petites esquilles. A son arrivée aux bains, on constatait une luxation spontanée de l'humérus droit, un engorgement considérable de la moitié supérieure de l'humérus gauche et de la moitié supérieure du fémur droit ; le premier de ces deux os présentait en outre un long et volumineux séquestre, à demi-mobile ; plusieurs autres abcès communiquaient avec le pubis, la clavicule, l'omoplate et le sacrum. En outre, l'amaigrissement était extrême, les forces prostrées, l'appétit presque nul, et chaque soir il se manifestait une fièvre hectique très-accusée. Le traitement entrepris dans des conditions aussi défavorables réussit cependant très-bien ; il fut parfaitement supporté, la fièvre se dissipa, l'appétit se réveilla un peu, de nouveaux abcès se développèrent et furent

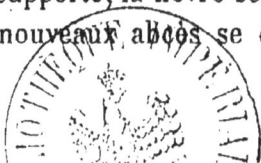

ouverts, et trois semaines après le malade quittait les bains, offrant un état général infiniment meilleur, après une cure à laquelle on ne pouvait faire qu'un reproche, celui d'avoir été beaucoup trop courte.

Je n'insisterai pas d'avantage sur cette question, qu'aucun praticien ne mettra en doute, et je passe aux propriétés anti-syphilitiques de l'eau de Saxon. Ici les exemples sont beaucoup moins nombreux, cependant il en existe assez pour venir confirmer les prévisions de la théorie, qui enseignait qu'une eau iodurée devait guérir les lésions de cette nature. On a conservé aux bains le souvenir, qui est du reste récent, d'une affection spécifique grave, qui fut guérie chez un médecin, qui avait inutilement tenté plusieurs autres traitements. Moi-même, cette année, j'ai pu recueillir l'observation détaillée d'exostoses syphilitiques des tibias guéries par l'usage exclusif de l'eau de Saxon, qui n'avait été précédé d'aucun autre traitement spécifique. Il est donc important d'appeler sur ce point l'attention des praticiens, car c'est un moyen qu'on devra essayer lorsqu'on rencontrera des maladies de ce genre qui résistent au traitement habituel, ou des malades qui ne peuvent le supporter, ce qui n'est pas encore très-rare.

Enfin, les propriétés résolutives ou fondantes de cette eau s'expliquent aussi facilement par sa composition chimique ; depuis longtemps déjà elle est appliquée au traitement des engorgements du foie, de la rate, de l'utérus, des ovaires, et surtout à celui du goître. Je sais, d'après ce que m'ont dit les médecins qui ont dirigé autrefois l'établissement, qu'on a obtenu, surtout dans cette dernière affection qui est si rebelle, des résultats complets. Je pense que c'est encore à l'action résolutive de cette eau qu'il faut attribuer quelques guérisons presque merveilleuses, qui ont été obtenues dans des cas de maladies profondes de l'œil, autrefois désignées sous le nom si vague d'amaurose. N'ayant vu les malades qu'après leur guérison, je ne puis donner à cet égard des détails précis, mais je puis affirmer que j'en ai vu deux, qui m'ont dit avoir été atteints d'une cécité progressive, malgré un traitement énergique dirigé par un oculiste très-distingué, et qui, ayant eu l'heureuse inspiration de venir faire une cure à Saxon, y ont trouvé une guérison radicale, car leur vue est aujourd'hui aussi bonne qu'avant le début de leur affection. Ces deux faits méritent certainement d'attirer l'attention des oculistes, car il s'agit ici d'affections sur lesquelles nos ressources thérapeutiques ont bien peu d'effet dans un très-grand nombre de cas.

Passons maintenant aux indications de second ordre : L'iode et le brome sont, comme chacun le sait, de puissants modificateurs de la peau et des muqueuses ; l'eau de Saxon peut donc s'appliquer avec avantage aux maladies de ces membranes. Cette action est même assez puissante pour qu'on doive encore regarder cette indication comme une des principales, et la ranger dans la première catégorie. J'ai pu m'assurer, en effet, qu'elle modifiait énergiquement les écoulements chroniques dont les muqueuses sont si souvent le siége ; elle doit convenir surtout dans le traitement des affections de la muqueuse vésicale ou utérine. Réussirait-elle dans celui des affections des voies respiratoires ? Tout le fait supposer, et des médecins distingués ont émis cette opinion, qui est aussi professée par M. Henry. Je dois avouer que sous ce rapport l'expérience n'a pas encore pu prononcer son verdict, car ces affections ne se sont pas jusqu'à présent montrées à Saxon. Les médecins suisses n'adoptent pas en général les opinions qui règnent aujourd'hui en France sur ce point, et redoutent beaucoup l'iode dans le traitement de la phthisie ; aussi non-seulement ils éloignent les tuberculeux de Saxon, mais ils n'y envoient pas même les simples catarrhes. On peut cependant attendre de cet agent des effets puissants, et rien ne serait plus facile que d'y organiser des salles d'inhalation ou de respiration d'eau pulvérisée ; l'établissement est déjà pourvu d'un de ces appareils. Les coryzas chroniques et les ozènes se sont au contraire fréquemment rencontrés à ces bains, et en ont généralement obtenu de très-bons effets.

L'iode est aussi assez énergique pour modifier puissamment la vitalité de la peau, on le voit d'ailleurs par l'action physiologique de cette eau ; on comprend donc qu'elle réussisse très-bien dans le traitement des dermatoses, surtout celles qui sont de nature syphilitique ou scrofuleuse. Mais elle convient également dans les dermatoses simples, et le nombre des affections de ce genre qu'on y rencontre chaque année est considérable. J'ai traité avec succès, cette année, plusieurs cas d'eczéma et de psoriasis, dont quelques-uns étaient invétérés, et avaient même résisté à des cures faites à d'autres stations thermales ; j'ai aussi réussi à faire disparaître deux formes très-rebelles d'acné, l'indurata et le punctata ; ce dernier, comme chacun le sait, résiste opiniâtrement à nos agents thérapeutiques, et j'ai été étonné du résultat que j'avais obtenu, contre mon attente.

L'iode est, on le sait, employé avec succès dans le traitement de la goutte ; on comprendra donc facilement qu'à Saxon les goutteux trouvent en général un prompt soulagement, et puissent même voir fondre les tophus des articulations. L'eau réussit également bien dans le rhumatisme simple, et le nombre des cas de ce genre que j'ai traités avec succès cette année est assez considérable. J'ajouterai enfin, pour terminer, que j'ai employé cette eau comme agent de la médication reconstituante, dans des cas de chlorose ou d'anémie, de névralgies rebelles, et que j'en ai obenu de très-bons résultats.

Je crois en avoir assez dit pour attirer l'attention de ceux de mes confrères qui me feront l'honneur de lire cette courte notice ; je me bornerai à remarquer que l'avenir de Saxon paraît enfin commencer ; que déjà quelques-uns des principaux médecins de Lausanne et de Genève y envoient des baigneurs, et que même ceux de Lausanne sont disposés à s'arranger avec l'établissement, pour y expédier chaque année quelques-uns des maladesd e leur hôpital.

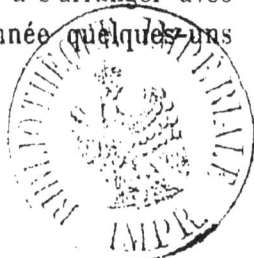

www.ingramcontent.com/pod-product-compliance
Lightning Source LLC
Chambersburg PA
CBHW070217200326
41520CB00018B/5684